BEI GRIN MACHT SICH IHR WISSEN BEZAHLT

Bibliografische Information der Deutschen Nationalbibliothek:

Die Deutsche Bibliothek verzeichnet diese Publikation in der Deutschen National-
bibliografie; detaillierte bibliografische Daten sind im Internet über http://dnb.d-
nb.de/ abrufbar.

Impressum:

Copyright © 2015 GRIN Verlag, Open Publishing GmbH
Druck und Bindung: Books on Demand GmbH, Norderstedt Germany
ISBN: 978-3-668-15445-2

Dieses Buch bei GRIN:

http://www.grin.com/de/e-book/315600/konzepte-und-strategien-der-individuellen-
gesundheitsfoerderung

Anonym

Konzepte und Strategien der individuellen Gesundheitsförderung

Planung einer Präventionsmaßnahme nach dem individuellen Ansatz im Handlungsfeld der Bewegungsgewohnheiten

GRIN Verlag

Deutsche Hochschule für
Prävention und Gesundheitsmanagement
Hermann Neuberger Sportschule 3
66123 Saarbrücken

Bitte ankreuzen:

__x__   **Hausarbeit**

——   **Skript**

Fachmodul: Konzepte und Strategien der individuellen Gesundheitsförderung

Studiengang: Gesundheitsmanagement

Datum Präsenzphase: 30.03.2015 – 01.04.2015

Studienort: Hamburg

Thema: Planung einer Präventionsmaßnahme nach dem

                        individuellen Ansatz

Inhaltsverzeichnis

1 Grundlegende Angaben zum Schwerpunktthema der geplanten Präventionsmaßnahme

Im folgenden Abschnitt werden grundlegende Angaben zum Schwerpunktthema der geplanten Präventionsmaßnahme gemacht.

1.1 Titel des Kurskonzeptes

Der Titel der geplanten Präventionsmaßnahme nach dem individuellen Ansatz lautet: „The future starts today – der erste Schritt zu einem aktiven und gesunden Lebensstil". Durch diesen Titel sollen sich, wie es der §20 Abs. 1 SGB V vorsieht, erwachsene, versicherte Personen aus allen sozialen Schichten angesprochen fühlen (GKV-Spitzenverband, 2014, S. 42). Durch den englischen Part des Titels „The future starts today" soll vor allem die Motivation der potenziellen Teilnehmer geweckt werden, indem ihnen bewusst wird, dass sie heute etwas tun müssen, um in der Zukunft ein aktiveres und somit gesünderes Leben zu führen.

1.2 Handlungsfelder und Präventionsprinzipien

Das Handlungsfeld der geplanten Präventionsmaßnahme sind die „Bewegungsgewohnheiten" mit den entsprechenden Präventionsprinzipien „Reduzierung von Bewegungsmangel durch gesundheitssportliche Aktivität" und „Vorbeugung und Reduzierung spezieller gesundheitlicher Risiken durch geeignete verhaltens- und gesundheitsorientierte Bewegungsprogramme" (GKV-Spitzenverband, 2014, S. 49).

1.3 Daten zum bestehenden Gesundheitsproblem

Bewegungsmangel ist ein weltweites Problem, das heutzutage für viele Erkrankungen mitverantwortlich ist (Bundesministerium für Gesundheit, 2015, S.27). Nach Angaben der Weltgesundheitsorganisation (WHO) gehört körperliche Inaktivität zu den wichtigsten gesundheitlichen Risikofaktoren für die globale Mortalität und ist einer der Hauptfaktoren für die Entstehung von Brust- und Darmkrebs (21-25%), Diabetes (27%) und koronaren Herzerkrankungen (30%) (World Health Organization, 2010,S.10).

Die WHO gibt folgende Bewegungsempfehlungen für gesunde Erwachsene im Alter von 18-64 Jahren, bei denen keinerlei Kontraindikationen in Bezug auf körperliche Aktivität vorliegen:

- Mindestens 150 Minuten Bewegung mit mittlerer oder 75 Minuten mit höherer Intensität pro Woche oder wahlweise eine entsprechende Kombination aus Beidem
- Für einen weitreichenderen gesundheitlichen Nutzen wird die Erhöhung des Bewegungsumfanges auf 300 Minuten mit mittlerer, bzw. 150 Minuten mit höherer Intensität oder wahlweise eine entsprechende Kombination aus Beidem empfohlen
- Muskelaufbautraining, das große Muskelgruppen mit einbezieht, an zwei oder mehr Tagen die Woche (World Health Organization, 2010, S.8).

Nach den Ergebnissen einer Studie zur körperlichen Aktivität von Erwachsenen in Deutschland kommen etwa vier Fünftel der Bevölkerung nicht auf die von der WHO empfohlene Mindestaktivitätszeit von 150 Minuten mit mittlerer Intensitätsstärke pro Woche (Krug, S., Jordan, S., Mensik, G.B.M., Müters, S., Finger, J.D. & Lampert,T., 2013, S. 767).

Wie hoch jedoch die Wirksamkeit und die Evidenz von körperlicher Aktivität auf die körperliche Gesundheit ist, zeigt Abbildung 1.

Abb. 1: Relative Risikoreduktion und Evidenz körperlicher Aktivität auf die Endpunkte körperlicher Morbidität (Fuchs, R. & Göhner, W., 2007, S. 32)

Endpunkte	Relative Risikoreduktion in %	Evidenz
Mortalität	20 bis 35	hoch
Herzinfarkt	30 bis 50	hoch
Schlaganfall	20 bis 50	mittel
Darmkrebs	30 bis 40	hoch
Brustkrebs	20 bis 30	hoch
Lungenkrebs	13 bis 30	hoch
Prostata- und Gebärmutterkrebs	0	niedrig
Osteoporose	20 bis 40	hoch
Osteoarthritis	0	niedrig
Lumbale Schmerzsyndrome	bis 50	hoch
Diabetes mellitus (Typ 2)	20 bis 70	hoch
Fettstoffwechsel	–	hoch
Adipositas	–	hoch
Hypertonie	–	hoch

Da es wissenschaftlich also mitlerweile als unumstritten gilt, dass ein ausgewogenes Maß an Bewegung und Sport positive Auswirkungen auf die physische und psychpsoziale Gesundheit hat, ist es erstrebenswert sowohl verhaltens- als auch verhältnispräventive Maßnahmen anzubieten, um den Menschen zu einem körperlich aktiven Lebensstil zu verhelfen (BZgA, 2015, S. 245).

Des Weiteren wird anhand der Daten des Präventionsberichtes aus dem Jahr 2014 deutlich, dass die Bevölkerung ebenfalls einen großen Handlungsbedarf im Handlungsfeld der Bewegungsgewohnheiten sieht, da sich im Jahr 2013 im Schnitt 71% dafür entschieden, an einem Bewegungsangebot nach dem individuellen Ansatz teilzunehmen (GKV-Spitzenverband & Medizinischer Dienst des Spitzenverbandes Bund der Krankenkassen e.V., 2014, S. 70).

Abb. 2:   Inanspruchnahme verschiedener Kurse nach Alter (GKV-Spitzenverband & Medizinischer Dienst des Spitzenverbandes Bund der Krankenkassen e.V., 2014, S. 70)

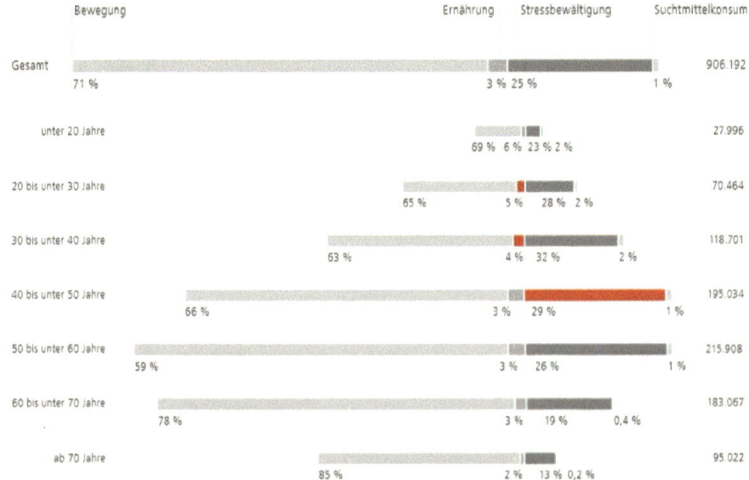

1.4   Forschungsergebnisse als Wirksamkeitsbeleg der Maßnahme

Dass körperliche Aktivität einen positiven Effekt auf den Gesundheitszustand der Bevölkerung hat scheint aufgrund vieler aktueller Studien unumstritten. Die taiwanischen Forscher Wen,C.P., Pui Man Wai, J., Kuang Tsai, M., Chen Yang, Y., Cheng, T.Y.,

Lee, M.-C., Ting Chan, H., Keng Tsao, C., Pou Tsai, S. & Wu, X. haben sich im Jahr 2011 mit der Frage auseinander gesetzt, ab welchem Minimum an Bewegung mit lebensverlängernden Effekten zu rechnen ist. In ihrer prospektiven Kohortenstudie „Minimum amount of physical activity for reduced mortality and extended life expectancy: a prospective cohort study" wurden 416 175 Probanden im Alter von mindestens 20 Jahren untersucht, von denen 48% männlich und 52% weiblich waren. Diese wurden in Bezug auf ihre körperliche Aktivität in fünf Gruppen eingeteilt (inaktiv, niedrig, mittel,hoch, sehr hoch) und im Zeitraum von 1996 bis 2008 einmal jährlich anhand eines standardisierten Verfahrens nach ihren gesundheitsrelevanten Lebensstilfaktoren und ihren medizinischen Diagnosen befragt.

Schon ab einer leichten körperlichen Aktivität von 92 Minuten pro Woche oder 15 Minuten täglich ergab sich ‚verglichen mit den inaktiven Personen, ein statistisch signifikanter Effekt auf das Mortalitätsrisiko. Dieses war in der leicht körperlich aktiven Gruppe um 14% niedriger, während sich die Lebenserwartung um drei Jahre verlängerte. Durch jede weitere Viertelstunde tägliche körperliche Aktivität konnte das Mortalitätsrisiko um je weitere 4% gesenkt werden.

Abb. 3: Relation zwischen der Intensität regelmäßiger körperlicher Aktivität und der Mortalität (Wen,C.P., Pui Man Wai, J., Kuang Tsai, M., Chen Yang, Y., Cheng, T.Y., Lee, M.-C., Ting Chan, H., Keng Tsao, C., Pou Tsai, S. & Wu, X., 2011, S. 5)

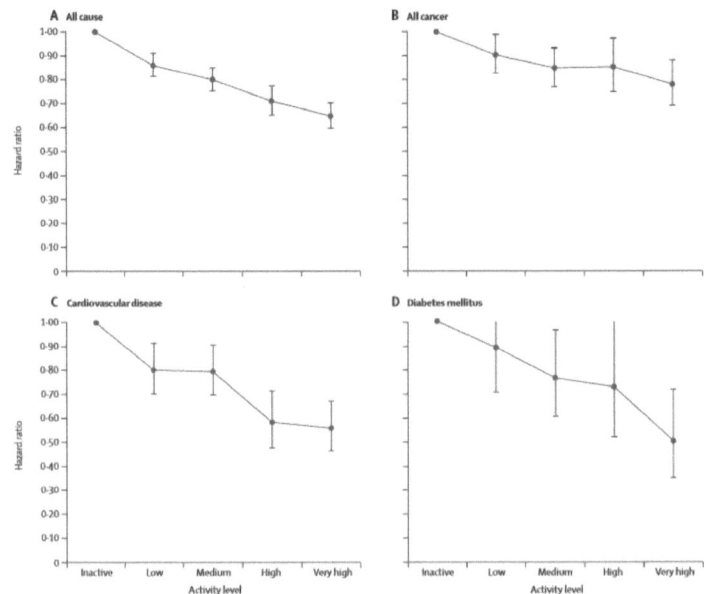

Ein weiterer positiver Effekt von körperlicher Aktivität auf den Gesundheitszustand wird außerdem durch die Metaanalyse „Effect of exercise on depression severity in older people: systematic review and meta-analysis of randomised controlles trials" von Bridle, C., Spanjers, K., Patel, S., Atherton, N.M. & Lamb, S.E. aus dem Jahr 2012 deutlich.

Da Depressionen die häufigste psychische Erkrankung im Alter darstellen, beschäftigt sich die Metaanalyse mit der Fragestellung, ob Sport und Bewegung bei einer Patientengruppe (Alter > 60 Jahre) effektiv zu einem verbesserten psychischen Gesundheitszustand beitragen können.

Da die qualitativen Anforderungen der Studie sehr hoch waren, wurden insgesamt nur neun Studien eingeschlossen, von denen sieben in die Metaanalyse eingingen.

Flussdiagramm der Studienauswahl (Bridle, C., Spanjers, K., Patel, S., Atherton, N.M. & Lamb, S.E., 2012, S. 181)

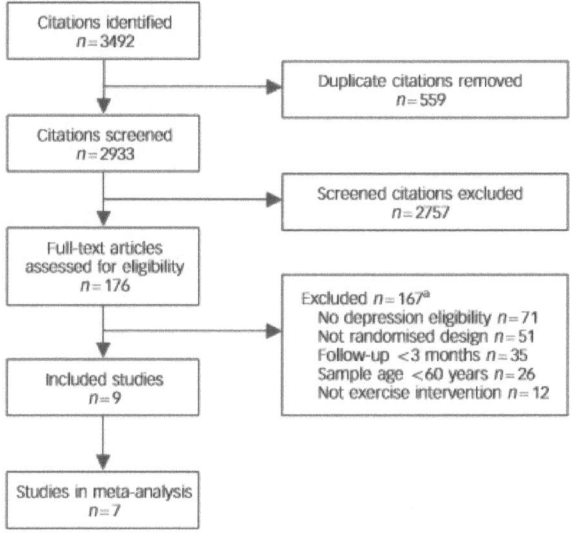

a. Some studies excluded for multiple reasons.

Es gab insgesamt 667 Probanden, von denen 69% weiblich und 31% männlich waren, während das Durchschnittsalter je nach Studie zwischen 65 und 80 Jahren lag.

In den Studien wurde in der Regel drei bis fünf mal wöchentlich eine Trainingseinheit ausgeführt, die sowohl Ausdauer- als auch Krafttraining beinhaltete und 30-45 Minuten dauerte.

Das Ergebnis ist, dass die sporttherapeutischen Interventionen zu signifikant niedrigeren Depressionswerten bei der Patientengruppe führten, wodurch belegt wird, dass ein Sportprogramm bei älteren Menschen durchaus zu einer Abnahme der depressiven Symptomatik führt.

1.5 Definierte Zielgruppe

Tab 1: Definierte Zielgruppe der Präventionsmaßnahme (Eigene Darstellung)

Zielgruppenmerkmale	Beschreibung
Alter	Erwachsene
Geschlecht	Männer und Frauen
Beruf / Sozialstatus	Offen, alle sozialen Schichten
Gesundheitszustand	Primärpräventive Maßnahme
Gesundheitsverhalten	Niedriges körperliches Aktivitätsverhalten (Bewegungseinsteiger oder –wiedereinsteiger)
Kontraindikationen	Diagnostizierte manifeste Erkrankungen, die keine körperliche Aktivität zulassen
Teilnehmerziele/ -motive/ -erwartungen	Mehr Lebensqualität, höhere physische Belastbarkeit, belastbarer im Alltag, Senkung der gesundheitlichen Risiken, positives Körpergefühl, Ausgeglichenheit

Wie in 1.3 deutlich wird, nehmen Menschen aus allen Altersklassen an Bewegungsangeboten nach dem individuellen Ansatz teil.

„The future starts today – der erste Schritt zu einem aktiven und gesunden Lebensstil" soll somit die Versicherten aller Altersgruppen und sozialen Schichten der Bevölkerung ansprechen, die ein niedriges körperliches Aktivitätsverhalten vorweisen und ihr Bewegungsverhalten ändern wollen. Ausgenommen sind Kinder, da die Zusammenarbeit mit diesen spielerische und andere Methoden und Vorgehensweisen erfordert als der Umgang mit Erwachsenen.

Mit der Maßnahme sollen sowohl Männer als auch Frauen angesprochen werden, da dem Geschlecht beim Bewegungsverhalten keine besondere Bedeutung zukommt und beide vom Bewegungsmangel betroffen sein können.

Voraussetzung für die Teilnahme ist außerdem der Ausschluss von medizinischen Kontraindikationen für körperliche Aktivität.

1.6 Übergeordnete Ziele der Maßnahme

Tab 2: Übergeordnete Ziele der Maßnahme (Eigene Darstellung)

Übergeordnetes Ziel		Begründung
1.	Nachhaltige Bindung der Teilnehmer an ein gesundheitsförderndes, eigenverantwortliches Bewegungsverhalten	Bezogen auf die Zielgruppe (Gesunde Versicherte mit Bewegungsmangel, Bewegungseinsteiger oder – wiedereinsteiger) steht besonders der Aufbau der nachhaltigen Bindung an regelmäßige gesundheitssportliche Aktivität im Vordergrund, um gesundheitliche Risiken zu minimieren.
2.	Vorbeugung und Reduzierung spezieller gesundheitlicher Risiken durch angemessene, gesundheitsorientierte Bewegung	Da körperliche Inaktivität mitlerweile zu den wichtigsten gesundheitlichen Risikofaktoren für die globale Mortalität gehört und einer der Hauptfaktoren für die Entstehung von Brust- und Darmkrebs (21-25%), Diabetes (27%) und koronaren Herzerkrankungen (30%) darstellt, ist das Vorbeugen und Reduzieren spezieller gesundheitlicher Risiken durch angemessene, gesundheitstorientierte Bewegung ein zentrales Ziel der Maßnahme (World Health Organization, 2010,S.10).
3.	Stärkung physischer Gesundheitsressourcen (Ausdauer, Kraft, Koordinationsfähigkeit)	Aufgrund der Erwartung der Teilnehmer, mithilfe der Teilnahme an der Maßnahme belastbarer im Alltag zu sein, ist es von großer Bedeutung ihre physischen Gesundheitsressourcen zu stärken (s. Tab. 1).

2 Inhaltlich-organisatorische Grobplanung des Kurskonzeptes

Tab 3: Inhaltlich-organisatorische Grobplanung des Kurskonzeptes (Eigene Darstellung)

Planungspunkte	Beschreibung
Kursinhalte	- Vergegenwärtigen der Gesundheitsziele - Aufbau von Handlungs- und Effektwissen zur gesundheitsförderlichen Wirkung von Bewegung - Entwickeln von Verhaltensplänen - Informationen zur Weiterführung gesundheitssportlicher Aktivitäten - Vermittlung von positiven Bewegungserlebnissen

	- Integration des Gelernten in den Alltag (Treppensteigen, Radfahren, etc.)
	- Barrieremanagement
	- Selbstbeobachtung
Gesamtdauer des Kurskonzeptes	8 Wochen
Anzahl der Kurseinheiten pro Woche	Eine
Zeitdauer einer Kurseinheit	90 Minuten
Planungspunkte	**Beschreibung**
Zeitaufteilung	Gemischte Einheiten mit Theorie- und Praxisanteilen
Maximale Teilnehmerzahl	15 Personen
Erforderliche Ressourcen	*Räumlichkeiten*: Sporthalle mit der Möglichkeit der Raumtrennung *Medien*: Flipchart und Filzstifte, Overheadprojektor und vorbereitete Folien *Teilnehmerunterlagen*: Bewegungstagebuch, Handzettel 1 „Gesundheitsziele & Verhaltenspläne", Handzettel 2 „3pw-Regel und Verhaltenspläne", Handzettel 3 „Barrieren und Barrieremanagement" *Geräte*: 15 Tische und Stühle, 1 Handgelenk Blutdruckmessgerät (Panasonic DIAGNOSTEC® EW-BW10), 15 Schrittzähler (OMRON Walking Style Pro 2.0), zwei Gymnastikkeulen, Kreppband (selbstklebend), Stoppuhr, Maßband, Gymnastikmatten, Gymnastikbälle, Thera-Bäner, Kurzhanteln, Zettel und Stifte für die Teilnehmer
Betreuungspersonal	Staatlich anerkannter Gesundheitsmanager (Abschluss: „Bachelor of Arts" Gesundheitsmanagement), der den Anforderungen der Leitlinien für Präventionsangebote nach §20 SGB V genügt
Kursanbieter	Kieler MTV e.V. Dorfstraße 394 24106 Kiel - aktuell 428 aktive Mitglieder - verfügt über eine Sporthalle

3 Inhaltlich-methodische Detailplanung des Kurskonzeptes

3.1 Darstellung der inhaltlich-methodischen Detailplanung der einzelnen Unterrichtseinheiten in Tabellenform

Curriculum für die erste Unterrichtseinheit (Woche 1)

Themenschwerpunkt: Kennenlernen und Erfassen des derzeitigen Leistungsstandes der Teilnehmer

Tab 4: Curriculum 1 in der Übersicht (Eigene Darstellung)

	Lernziel/Lerninhalt Theorie	Lernziel/Lerninhalt Praxis	Methodische Gestaltung	
		Ziel: Vorbereitung der Unterrichtseinheit		
		Inhalt: - Aufbau der Stationen des sportmotorischen Tests - Bereitlegen des Blutdruckmessgeräts - Aufbau der Flipchart und des Overheadprojektors		
1	*Ziel:* Begrüßung		- Teilnehmer sitzen im Halbkreis	5 min
	Inhalt: Begrüßung der Teilnehmer und Vorstellung des Betreuungspersonals und des Vereins		- Kurze Zusammenfassung des Inhaltes auf der Flipchart durch das Betreuungspersonal	
2	*Ziel:* Vermittlung der Philosophie von „The future starts today"		- Teilnehmer sitzen im Halbkreis	5 min
	Inhalt: - Warum „The future starts today"? - Grundhaltung von "The future starts today"		- Kurze Zusammenfassung des Inhaltes auf der Flipchart durch das Betreuungspersonal	

	Lernziel/Lerninhalt Theorie	Lernziel/Lerninhalt Praxis	Methodische Gestaltung	
3	*Ziel:* Vorstellung des Ablauf-planes		- Teilnehmer sitzen im Halb-kreis	5 min
	Inhalt: In Kenntnis setzen der Teilnehmer über den Verlauf der gesamten Maßnahme und des heu-tigen Tages		- Folie Nr. 1: Zeitplan (s. An-hang 1)	
4	*Ziel:* Vorstellungsrunde		- Teilnehmer sitzen im Halb-kreis	20 Min
	Inhalt: Kurze persönliche Vor-stellung der Teilnehmer und Formulierung von Erwartungen an die Maßnahme		- Erwartungen werden durch das Betreuungspersonal an der Flipchart gesammelt	
5		*Ziel:* Eingangstest → Erfassen des derzeitigen Leistungs-standes der Teilnehmer	- Blutdruckmessgerät - Teilnehmer bewegen sich frei im Raum - Sportmotorischer Test für	45 min
		Inhalt: - Blutdruckmessung durch das Betreuungspersonal - Durchführung des sport-motorischen Tests	Einsteiger (Kempf, H., 2014, S.24-28) (Achterkreisen, Gehen rück-wärts, Ausschultern an der Wand, Rumpfbeugen, Liege-stütz, Rumpfaufrichten, 6-Minuten-Laufen auf der Stel-le) Benötigte Materialen: - zwei Gymnastikkeulen - Kreppband (selbstklebend) - Stoppuhr - Maßband - Gymnastikmatten - Zettel und Stifte zur Doku-mentation	

	Lernziel/Lerninhalt Theorie	Lernziel/Lerninhalt Praxis	Methodische Gestaltung	
6	*Ziel:* Hausaufgabe *Inhalt:* - Kurze Erklärung zum Bewegungstagebuch - Aushändigen der Bewegungstagebücher und der geliehenen Schrittzähler an die Teilnehmer - Hinweise zur Bedienung des Schrittzählers - Hinweisen auf tägliches Ausfüllen des Bewegungstagebuches		- Teilnehmer sitzen im Halbkreis - Bewegungstagebuch „The future starts today – der erste Schritt zu einem aktiven und gesunden Lebensstil" (s. Anhang 2) - Austeilen der Schrittzähler	5min
7	*Ziel:* Abschluss *Inhalt:* Zusammenfassen der Einheit und Verabschieden der Teilnehmer		- Teilnehmer sitzen im Halbkreis - Kurze Zusammenfassung der Einheit auf der Flipchart durch das Betreuungspersonal	5min

Curriculum für die zweite Unterrichtseinheit (Woche 2)

Themenschwerpunkt: Daten und Fakten zum gesundheitlichen Risikofaktor „Bewegungsmangel" und verschiedene Kräftigungsübungen mit dem Gymnastikball

Tab 5: Curriculum 2 in der Übersicht (Eigene Darstellung)

Lernziel/Lerninhalt Theorie	Lernziel/Lerninhalt Praxis	Methodische Gestaltung	🕐
	Ziel: Vorbereitung der Unterrichtseinheit		
	Inhalt: - Aufbau der Stationen für die verschiedenen Übungen mit dem Gymnastikball - Aufbau der Flipchart		

	Lernziel/Lerninhalt Theorie	Lernziel/Lerninhalt Praxis	Methodische Gestaltung	🕐
1	*Ziel:* Begrüßung		- Teilnehmer sitzen im Halbkreis	5 min
	Inhalt: Begrüßung der Teilnehmer und Hinführung zum heutigen Thema „Bewegungsmangel" und der praktischen Einheit mit dem Gymnastikball		- Kurze Zusammenfassung des Inhaltes auf der Flipchart durch das Betreuungspersonal	
2	*Ziel:* Den Teilnehmern die gesundheitliche Bedeutung von Bewegung verdeutlichen		- Teilnehmer sitzen im Halbkreis	25 min
	Inhalt: - Daten und Fakten zum bestehenden Gesundheitsproblem „Bewegungsmangel" - Wie groß ist der Teil der Bevölkerung, der unter Bewegungsmangel leidet? - Welche gesundheitlichen Risiken bringt der Bewegungsmangel mit sich? - Welche Bewegungsempfehlungen gibt die WHO?		- Kurze Zusammenfassung auf der Flipchart durch das Betreuungspersonal	

3		*Ziel:* Den Teilnehmern verschiedene Übungen mit dem Gymnastikball näher bringen *Inhalt:* Verschiedene Kräftigungsübungen auf dem Gymnastikball	- Teilnehmer bewegen sich frei im Raum und durchlaufen 5 Stationen mit unterschiedlichen Gymnastikball-Übungen, an denen sie jeweils 3 Sätze à 15 Wiederholungen ausüben sollen 1. Beckenheben auf Gymnastikball 2. Bein-Curl mit Gymnastikball 3. Umgekehrtes Rückenstrecken auf Gymnastikball 4. Crunches auf Gymastikball 5. Rudern auf Gymnastikball mit Kurzhanteln <u>Benötigte Materialen:</u> 5 Gymnastikbälle, 5 Gymnastikmatten, 2 Kurzhanteln à 1 kg	50 min

	Lernziel/Lerninhalt Theorie	**Lernziel/Lerninhalt Praxis**	**Methodische Gestaltung**	🕐
4	*Ziel:* Fazit der 50 minütigen Bewegungseinheit *Inhalt:* Erfahrungsaustausch über die erste Bewegungseinheit		- Teilnehmer sitzen im Halbkreis - Kurze Zusammenfassung der Erfahrungen auf der Flipchart durch das Betreuungspersonal	5 min
5	*Ziel:* Abschluss *Inhalt:* - Zusammenfassen der Einheit und Verabschieden der Teilnehmer - Erneutes Verweisen auf das tägliche Ausfüllen des Bewegungstagebuches		- Teilnehmer sitzen im Halbkreis - Kurze Zusammenfassung der Einheit auf der Flipchart durch das Betreuungspersonal	5 min

Curriculum für die dritte Unterrichtseinheit (Woche 3)

Themenschwerpunkt: Gesundheitsziele formulieren und verschiedene Kräftigungsübungen mit dem Thera-Band

Tab 6: Curriculum 3 in der Übersicht (Eigene Darstellung)

	Lernziel/Lerninhalt Theorie	Lernziel/Lerninhalt Praxis	Methodische Gestaltung	
		Ziel: Vorbereitung der Unterrichtseinheit *Inhalt:* - Aufbau der Stationen für die verschiedenen Übungen mit dem Thera-Band - Aufbau der Flipchart		
1	*Ziel:* Begrüßung *Inhalt:* Begrüßung der Teilnehmer und Hinführung zum heutigen Thema „Gesundheitsziele" und der praktischen Einheit mit dem Thera-Band		- Teilnehmer sitzen im Halbkreis - Kurze Zusammenfassung des Inhaltes auf der Flipchart durch das Betreuungspersonal	5 min
	Lernziel/Lerninhalt Theorie	Lernziel/Lerninhalt Praxis	Methodische Gestaltung	
2	*Ziel:* Vermitteln der Bedeutung von Gesundheitszielen *Inhalt:* - Was sind Gesundheitsziele? - Warum sollen sich die Teilnehmer Gesundheitsziele setzen? - Betonung der Bedeutung der Gesundheitsziele für die Teilnehmer - Liegen eventuell schon Erfahrungen mit Gesundheitszielen vor?		- Teilnehmer sitzen im Halbkreis - Kurze Zusammenfassung der Informationen über Gesundheitsziele auf der Flipchart durch das Betreuungspersonal - Erfahrungswerte der Teilnehmer ebenfalls auf der Flipchart notieren	15 min

		Lernziel/Lerninhalt Theorie	Lernziel/Lerninhalt Praxis	Methodische Gestaltung	
3			*Ziel:* Formulieren der persönlichen Gesundheitsziele *Inhalt:* Jeder Teilnehmer soll auf dem Handzettel „Gesundheitsziele & Verhaltenspläne" seine persönlichen Gesundheitsziele festhalten	- Teilnehmer sitzen im Halbkreis - Handzettel Nr. 1 „Gesundheitsziele & Verhaltenspläne" (s. Anhang 3)	10 min
4			*Ziel:* Den Teilnehmern verschiedene Übungen mit dem Thera-Band näher bringen, die zu Hause jederzeit ausgeführt werden können *Inhalt:* Verschiedene Kräftigungsübungen mit dem Thera-Band	- Teilnehmer bewegen sich frei im Raum und durchlaufen 5 Stationen mit unterschiedlichen Thera-Band-Übungen, an denen sie jeweils 3 Sätze à 15 Wiederholungen ausüben sollen 1. Kniebeugen 2. Seitheben 3. Rudern 4. Diagonal-Zug 5. Reverse flies <u>Benötigte Materialen</u>: 5 Thera-Bänder	45 min

	Lernziel/Lerninhalt Theorie	Lernziel/Lerninhalt Praxis	Methodische Gestaltung	
5	*Ziel:* Fazit der 45 minütigen Bewegungseinheit *Inhalt:* Sammeln der Erfahrungen mit der zweiten Bewegungseinheit		- Teilnehmer sitzen im Halbkreis - Kurze Zusammenfassung der Erfahrungen auf der Flipchart durch das Betreuungspersonal	5 min
	Ziel: Abschluss *Inhalt:* - Zusammenfassen der Einheit		- Teilnehmer sitzen im Halbkreis - Kurze Zusammenfassung der Einheit auf der Flip-	10 min

| 6 | und Verabschieden der Teilnehmer

- Erneutes Verweisen auf das tägliche Ausfüllen des Bewegungstagebuches

- Hausaufgabe: Alle Übungen im Laufe der Woche mindestens einmal ausführen (3 Sätze à 15 Wiederholungen) | | chart durch das Betreuungspersonal

- Mitgabe eines Thera-Bandes für jeden Teilnehmer (Leihgabe bis zur nächsten Einheit) | |

Curriculum für die vierte Unterrichtseinheit (Woche 4)

Themenschwerpunkt: Verhaltenspläne erstellen und verschiedene Kräftigungsübungen auf der Gymnastikmatte

Tab 7: Curriculum 4 in der Übersicht (Eigene Darstellung)

Lernziel/Lerninhalt Theorie	Lernziel/Lerninhalt Praxis	Methodische Gestaltung	🕐
	Ziel: Vorbereitung der Unterrichtseinheit *Inhalt:* - Aufbau der Stationen für die verschiedenen Übungen auf der Gymnastikmatte - Aufbau der Flipchart		

	Lernziel/Lerninhalt Theorie	Lernziel/Lerninhalt Praxis	Methodische Gestaltung	🕐
1	*Ziel:* Begrüßung *Inhalt:* Begrüßung der Teilnehmer und Hinführung zum heutigen Thema „Verhaltenspläne" und der praktischen Einheit auf der Matte		- Teilnehmer sitzen im Halbkreis - Kurze Zusammenfassung des Inhaltes auf der Flipchart durch das Betreuungspersonal - Rückgabe der geliehenen Thera-Bänder der letzten Einheit	5 min
2	*Ziel:* Vermitteln der Bedeutung von Verhaltensplänen *Inhalt:* - Was sind Verhaltenspläne? - Warum sollen die Teilnehmer Verhaltenspläne erstellen? - 3pw-Regel für persönliche Verhaltenspläne - Liegen eventuell schon Erfahrungen mit Verhaltensplänen vor?		- Teilnehmer sitzen im Halbkreis - Kurze Zusammenfassung der Informationen über Verhaltenspläne auf der Flipchart durch das Betreuungspersonal - Verweis auf den in Unterrichtseinheit 3 ausgeteilten Handzettel Nr. 1 „Gesundheitsziele & Verhaltenspläne" (s. Anhang 3) - Erfahrungswerte der Teilnehmer ebenfalls auf der Flipchart notieren	10 min
3		*Ziel:* Formulieren der persönlichen Verhaltenspläne *Inhalt:* Jeder Teilnehmer soll auf dem Handzettel „3pw-Regel und Verhaltenspläne" seine persönlichen Verhaltenspläne festhalten	- Teilnehmer sitzen im Halbkreis - Handzettel Nr. 2 „3pw-Regel und Verhaltenspläne" (s. Anhang 4)	15 min
		Ziel: Den Teilnehmern verschiedene Übungen mit	- Teilnehmer bewegen sich frei im Raum und durchlaufen 5 Stationen mit	45 min

| 4 | | auf der Gymnastikmatte näher bringen, die zu Hause jederzeit ausgeführt werden können | unterschiedlichen Matten-Übungen, an denen sie jeweils 3 Sätze à 15 Wiederholungen ausüben sollen | |
| | | *Inhalt:* Verschiedene Kräftigungsübungen auf der Gymnastikmatte | 1. gerader Crunch 2. Beckenheben 3. Rumpfheben 4. Hantel-Schwimmer mit 0,5kg 5. Reverse-Stütz Benötigte Materialen: 5 Gymnastikmatten, 1 Kurzhantel (0,5kg) | |

	Lernziel/Lerninhalt Theorie	Lernziel/Lerninhalt Praxis	Methodische Gestaltung	🕐
5	*Ziel:* Fazit der 45 minütigen Bewegungseinheit *Inhalt:* Sammeln der Erfahrungen mit der dritten Bewegungseinheit		- Teilnehmer sitzen im Halbkreis - Kurze Zusammenfassung der Erfahrungen auf der Flipchart durch das Betreuungspersonal	5 min
6	*Ziel:* Abschluss *Inhalt:* - Zusammenfassen der Einheit und Verabschieden der Teilnehmer - Erneutes Verweisen auf das tägliche Ausfüllen des Bewegungstagebuches - Hausaufgabe: Umsetzung der persönlichen Bewegungspläne bis zur nächsten Einheit		- Teilnehmer sitzen im Halbkreis - Kurze Zusammenfassung der Einheit auf der Flipchart durch das Betreuungspersonal	10 min

Curriculum für die fünfte Unterrichtseinheit (Woche 5)

Themenschwerpunkt: Barrieren und Barrieremanagement und Koordinationstraining

Tab 8: Curriculum 5 in der Übersicht (Eigene Darstellung)

	Lernziel/Lerninhalt Theorie	Lernziel/Lerninhalt Praxis	Methodische Gestaltung	
		Ziel: Vorbereitung der Unterrichtseinheit		
		Inhalt: - Aufbau der Flipchart		
1	*Ziel:* Begrüßung		- Teilnehmer sitzen im Halbkreis	5 min
	Inhalt: Begrüßung der Teilnehmer und Hinführung zum heutigen Thema „Barrieren und Barrieremanagement" und der praktischen Koordinationseinheit		- Kurze Zusammenfassung des Inhaltes auf der Flipchart durch das Betreuungspersonal	
	Lernziel/Lerninhalt Theorie	**Lernziel/Lerninhalt Praxis**	**Methodische Gestaltung**	
2	*Ziel:* Besprechung der Hausaufgabe		- Teilnehmer sitzen im Halbkreis	10 min
	Inhalt: - Wie konnten die persönlichen Bewegungspläne umgesetzt werden? - Gab es irgendwelche Probleme		- Kurze Zusammenfassung der Erfahrungen mit den Bewegungsplänen auf der Flipchart durch das Betreuungspersonal	
3	*Ziel:* Vermitteln der Bedeutung von Barrieren und Barrieremanagement		- Teilnehmer sitzen im Halbkreis	15 min
	Inhalt: - Was sind Barrieren? - Erfolgreicher Umgang mit Barrieren		- Kurze Zusammenfassung der Informationen über Barrieren und Barrieremanagement auf der Flipchart durch das Betreuungspersonal	
		Ziel: Formulieren der persönlichen Barrieren und konkreter Lösungsvor-	- Teilnehmer sitzen im Halbkreis - Handzettel Nr. 3 „Barrieren und Barrieremanage-	10 min

4		schläge	ment" (s. Anhang 5)	
		Inhalt: Jeder Teilnehmer soll auf dem Handzettel Nr. 3 „Barrieren und Barrieremanagement" sowohl seine persönlichen Barrieren als auch konkrete Lösungsvorschläge notieren		
5		*Ziel:* Den Teilnehmern verschiedene Koordinationsübungen näher bringen, die zu Hause jederzeit ausgeführt werden können	Teilnehmer stellen sich im Kreis auf, während der Betreuer in der Mitte steht und die folgenden fünf Koordinationsübungen vormacht, die die Teilnehmer nachmachen sollen. Im Anschluss sollen sie jede Übung nochmals selbstständig unter Kontrolle des Betreuers 3 mal jeweils 40 Sekunden durchführen 1. Einbeinstand 2. Standwaage 3. Achterkreisen 4. Gegenläufiges Armkreisen 5. Baum im Wind	30 min
		Inhalt: Verschiedene Koordinationsübungen		

	Lernziel/Lerninhalt Theorie	Lernziel/Lerninhalt Praxis	Methodische Gestaltung	🕐
6	**Ziel:** Fazit der 30 minütigen Bewegungseinheit		- Teilnehmer sitzen im Halbkreis	10 min
	Inhalt: Sammeln der Erfahrungen mit der vierten Bewegungseinheit		- Kurze Zusammenfassung der Einheit auf der Flipchart durch das Betreuungspersonal	
7	**Ziel:** Abschluss		- Teilnehmer sitzen im Halbkreis	10 min
	Inhalt: - Zusammenfassen der Einheit und Verabschieden der Teilnehmer - Erneutes Verweisen auf das tägliche Ausfüllen des Bewegungstagebuches - Hausaufgabe: Umsetzung der persönlichen Bewegungspläne unter Anwenden des Barrieremanagements bis zur nächsten Einheit		- Kurze Zusammenfassung der Einheit auf der Flipchart durch das Betreuungspersonal	

Curriculum für die sechste Unterrichtseinheit (Woche 6)

Themenschwerpunkt: Bewegung nachhaltig in den Alltag integrieren und Ausdauertraining

Tab 9: Curriculum 6 in der Übersicht (Eigene Darstellung)

	Lernziel/Lerninhalt Theorie	Lernziel/Lerninhalt Praxis	Methodische Gestaltung	🕐
		Ziel: Vorbereitung der Unterrichtseinheit		
		Inhalt: - Aufbau der Flipchart		
1	**Ziel:** Begrüßung		- Teilnehmer sitzen im Halbkreis	5 min
	Inhalt: Begrüßung der Teilnehmer und Hinführung zum heutigen The-		- Kurze Zusammenfassung des Inhaltes auf der Flipchart durch das Betreu-	

25/45

	Lernziel/Lerninhalt Theorie	Lernziel/Lerninhalt Praxis	Methodische Gestaltung	🕐
	ma „Bewegung im Alltag" und der praktischen Ausdauereinheit		ungspersonal	
2	*Ziel:* Besprechung der Hausaufgabe *Inhalt:* - Wie konnten die persönlichen Bewegungspläne unter Anwendung des Barrieremanagements umgesetzt werden?		- Teilnehmer sitzen im Halbkreis - Kurze Zusammenfassung der Erfahrungen mit den Bewegungsplänen unter Anwendung des Barrieremanagements auf der Flipchart durch das Betreuungspersonal	10 min
3	*Ziel:* Den Teilnehmern nochmals verdeutlichen, wie sie Bewegung dauerhaft und nachhaltig in ihren Alltag integrieren können *Inhalt:* - Treppen statt Fahrstuhl - Fahrrad fahren, bzw. zu Fuß gehen statt das Auto zu nutzen - Kräftigungsübungen für zu Hause - Ausdauereinheiten im Freien - Kursangebote im Verein - Andere Angebote regionaler Anbieter wie beispielsweise Fitnessstudios		- Teilnehmer sitzen im Halbkreis - Kurze Zusammenfassung der Informationen zu „Bewegung im Alltag" auf der Flipchart durch das Betreuungspersonal	10 min
4		*Ziel:* Ausführung einer Ausdauereinheit in der Intervallmethode *Inhalt:* Walken in Zusammenhang mit Treppensteigen auf der Tribüne der Sporthalle	Die Teilnehmer haben die Aufgabe zwei Runden in der Halle zu Walken und im Anschluss schnellstmöglich die Treppen der Tribüne rauf und wieder runter zu gehen. Diesen Vorgang wiederholen sie sechs Mal.	45 min

			Nach Beendigung des Parcours gehen sie eine Runde langsam aus.	
5	*Ziel:* Fazit der 45 minütigen Bewegungseinheit *Inhalt:* Sammeln der Erfahrungen mit der fünften Bewegungseinheit		- Teilnehmer sitzen im Halbkreis - Kurze Zusammenfassung der Einheit auf der Flipchart durch das Betreuungspersonal	10 min

	Lernziel/Lerninhalt Theorie	Lernziel/Lerninhalt Praxis	Methodische Gestaltung	
6	*Ziel:* Abschluss *Inhalt:* - Zusammenfassen der Einheit und Verabschieden der Teilnehmer - Erneutes Verweisen auf das tägliche Ausfüllen des Bewegungstagebuches und die Umsetzung der persönlichen Bewegungspläne - Hausaufgabe: Wiederholen der Kräftigungsübungen auf der Matte aus Woche 4		- Teilnehmer sitzen im Halbkreis - Kurze Zusammenfassung der Einheit auf der Flipchart durch das Betreuungspersonal	10 min

Curriculum für die siebte Unterrichtseinheit (Woche 7)

Themenschwerpunkt: Wiederholung der letzten Einheiten

Tab 10: Curriculum 7 in der Übersicht (Eigene Darstellung)

	Lernziel/Lerninhalt Theorie	Lernziel/Lerninhalt Praxis	Methodische Gestaltung	
		Ziel: Vorbereitung der Unterrichtseinheit *Inhalt:* - Aufbau der Stationen für die verschiedenen Übungen auf der Matte - Aufbau der Flipchart		
1	*Ziel:* Begrüßung *Inhalt:* Begrüßung der Teilnehmer und Hinführung zum heutigen Thema „Wiederholung der letzten Einheiten"		- Teilnehmer sitzen im Halbkreis - Kurze Zusammenfassung des Inhaltes auf der Flipchart durch das Betreuungspersonal	5 min

	Lernziel/Lerninhalt Theorie	Lernziel/Lerninhalt Praxis	Methodische Gestaltung	🕐
2	*Ziel:* Festigung des Gelernten durch eine Wiederholung der Inhalte und der Betrachtung des Ge-samten *Inhalt:* - Gesundheitsziele - Verhaltenspläne - Barrieren und Barrierema-nagement		- Teilnehmer sitzen im Halbkreis - Zusammenfassung der Informationen der ge-samten Einheiten und Herstellen von Zusam-menhängen an der Flip-chart durch das Betreu-ungspersonal	25 min
3		*Ziel:* Festigung des Gelernten durch eine Wiederholung der Übungen *Inhalt:* Selbstständige Wiederho-lung der Kräftigungsü-bungen auf dem Gymnas-tikball (3 Sätze á 15 Wie-derholungen) und Koor-dinationsübungen (3 mal á 40 Sekunden)	- Teilnehmer bewegen sich frei im Raum und führen alle gelernten Kräftigungsübungen mit dem Gymnastikball so-wie Koordinationsübun-gen noch einmal selbst-ständig unter Aufsicht des Betreuungspersonals durch <u>Benötigte Materialen:</u> - 5 Gymnastikbälle - 5 Gymnastikmatten - 2 Kurzhanteln à 1 kg	45 min
4	*Ziel:* Fazit der 45 minütigen Bewe-gungseinheit *Inhalt:* Sammeln der Erfahrungen mit der sechsten Bewegungseinheit		- Teilnehmer sitzen im Halbkreis - Kurze Zusammenfas-sung der Erfahrungen auf der Flipchart durch das Betreuungspersonal	5 min
5	*Ziel:* Abschluss *Inhalt:* - Zusammenfassen der Einheit und Verabschieden der Teil-nehmer - Erneutes Verweisen auf das tägliche Ausfüllen des Bewe-		- Teilnehmer sitzen im Halbkreis - Kurze Zusammenfassung der Erfahrungen auf der Flipchart durch das Be-treuungspersonal - Notieren der Fragen auf der Flipchart:	10 min

gungstagebuches und die Umsetzung der persönlichen Bewegungspläne - Hausaufgabe: Schriftliche Beantwortung der Fragen	1. Wie hilfreich war das Programm „The future starts today" für Sie? 2. Haben Sie durch die Bewegungspläne mehr Aktivität in Ihren Alltag integrieren können? 3. Konnten Sie auftretende Barrieren besser bewältigen?

Curriculum für die achte Unterrichtseinheit (Woche 8)

Themenschwerpunkt: Erfassen des derzeitigen Leistungsstandes der Teilnehmer und Abschluss der Maßnahme

Tab 11: Curriculum 8 in der Übersicht (Eigene Darstellung)

	Lernziel/Lerninhalt Theorie	Lernziel/Lerninhalt Praxis	Methodische Gestaltung	
		Ziel: Vorbereitung der Unterrichtseinheit		
		Inhalt: - Aufbau der Stationen des sportmotorischen Tests - Bereitlegen des Blutdruckmessgeräts - Aufbau der Flipchart		
1	*Ziel:* Begrüßung		- Teilnehmer sitzen im Halbkreis	5 min
	Inhalt: Begrüßung der Teilnehmer und Hinführung zum heutigen Thema „Erfassung des derzeitigen Leistungsstandes und Abschluss der Maßnahme"		- Kurze Zusammenfassung des Inhaltes auf der Flipchart durch das Betreuungspersonal	
	Ziel: Besprechung der Hausaufgabe		- Teilnehmer sitzen im Halbkreis	15 min
	Inhalt:		- Kurze Zusammenfassung der Antworten auf der Flip-	

2	1. Wie hilfreich war das Programm „The future starts today" für Sie? 2. Haben Sie durch die Bewegungspläne mehr Aktivität in Ihren Alltag integrieren können? 3. Konnten Sie auftretende Barrieren besser bewältigen?		chart durch das Betreuungspersonal	

	Lernziel/Lerninhalt Theorie	Lernziel/Lerninhalt Praxis	Methodische Gestaltung	🕐
3		*Ziel:* Abschlusstest ➜ Erfassen des derzeitigen Leistungsstandes der Teilnehmer *Inhalt:* - Blutdruckmessung durch das Betreuungspersonal - Durchführung des sportmotorischen Tests	- Blutdruckmessgerät - Teilnehmer bewegen sich frei im Raum - Sportmotorischer Test für Einsteiger (Kempf, H., 2014, S.24-28) (Achterkreisen, Gehen rückwärts, Ausschultern an der Wand, Rumpfbeugen, Liegestütz, Rumpfaufrichten, 6-Minuten-Laufen auf der Stelle) <u>Benötigte Materialen:</u> - zwei Gymnastikkeulen - Kreppband (selbstklebend) - Stoppuhr - Maßband - Gymnastikmatten - Zettel und Stifte zur Dokumentation	45 min
5	*Ziel:* Fazit der Maßnahme erstellen *Inhalt:* - Haben sich die Ergebnisse des sportmotorischen Tests verbessert? - Konnte der Blutdruck nach der achtwöchigen Maßnahme gesenkt werden? - Konnte die körperliche Aktivität auf mindestens 150 min mit mittlerer Intensität pro Woche gesteigert werden?		- Teilnehmer sitzen im Halbkreis - Abfrage per Handzeichen, bei wem sich die Ergebnisse des sportmotorischen Tests und die Blutdruckwerte verbessert haben - Auswertung des Bewegungstagebuch, um die Steigerung der körperlichen Aktivität zu prüfen	15 min

	Lernziel/Lerninhalt Theorie	Lernziel/Lerninhalt Praxis	Methodische Gestaltung	⏱
6	*Ziel:* Abschluss der Maßnahme *Inhalt:* - Feedback der Teilnehmer einholen - Erinnerung, dass die Maßnahme zu einer Nachhaltigen Bindung an ein gesundheitsförderndes, eigenverantwortliches Bewegungsverhalten führen sollte (Verweis auf die Notizen aus Kurseinheit 6 „Bewegung im Alltag") - Einsammeln der Schrittzähler - Erinnerung an einer erneute Blutdruckmessung (privat oder ärztlich) in sechs Monaten, um zu prüfen, ob das Ziel der Blutdrucksenkung erreicht wurde - Verabschiedung der Teilnehmer		- Teilnehmer sitzen im Halbkreis - Mündliches Feedback der Teilnehmer zur Maßnahme - Kurze Zusammenfassung auf der Flipchart durch das Betreuungspersonal - Einsammeln der für die Maßnahme ausgeliehenen Schrittzähler	10 min

3.2 Begründung des didaktisch-methodischen Kursaufbaus

Das Programm „The future starts today – der erste Schritt zu einem gesunden und aktiven Lebensstil" wurde für Menschen mit einem niedrigen Aktivitätsverhalten (Bewegungseinsteiger oder –wiedereinsteiger) konzipiert, um diesen zum Aufbau eines körperlich-aktiven Lebensstils zu verhelfen. Aufgrund der definierten Zielgruppe werden in dem Programm einfache und für Bewegungsein- bzw. –wiedereinsteiger geeignete Übungen verwendet, die den Teilnehmern zu einer besseren Körperwahrnehmung verhelfen sollen. Diese Übungen finden beispielsweise auf der Gymnastikmatte, mit dem Thera-Band oder mithilfe eines Gymnastikballs statt und sollten für jeden Teilnehmer problemlos auszuführen sein.

Ein Kursziel des Programmes stellt die systematische Veränderung des Bewegungsverhaltens der Teilnehmer dar, die zum einen das Risiko einer chronischen Erkrankung limitieren und zum anderen zu lebensverlängernden Effekten führen soll. Denn wie eine Gruppe taiwanischer Forscher im Jahr 2011 anhand einer prospektiven Kohortenstudie herausfand, hat bereits eine leichte körperliche Aktivität von 92 Minuten pro Woche oder 15 Minuten täglich einen signifikanten Effekt auf das Mortalitätsrisiko (siehe 1.4).

Um das zweite Kursziel, nämlich das der nachhaltigen Bindung an ein gesundheitsförderndes, eigenverantwortliches Bewegungsverhalten zu erreichen, wird in dem Programm sowohl auf motivationale als auch auf volitionale Interventionen zurückgegriffen.

Motivationale Interventionen des Programmes sind:

- Das Herstellen eines Problembewusstseins durch die Aufklärung zum bestehenden Gesundheitsproblem „Bewegungsmangel" in der zweiten Kurseinheit
- Die Induktion eines Bedrohungserlebens durch den Eingangstest in der ersten Kurseinheit
- Die Reflexion der Konsequenzerwartungen durch die schriftliche Hausaufgabe der siebten Einheit, welche die folgenden Fragen beinhaltet:
  1. Wie hilfreich war das Programm „The future starts today" für Sie?
  2. Haben Sie durch die Bewegungspläne mehr Aktivität in Ihren Alltag integrieren können?
  3. Konnten Sie auftretende Barrieren besser bewältigen?

Volitionale Interventionen des Programmes sind:

- Das Erstellen von Selbstbeobachtungsplänen durch das tägliche Ausfüllen des Bewegungstagebuchs, welches in der ersten Einheit ausgehändigt und erklärt wird
- Der bewusste Einsatz von Handlungsplänen durch die Formulierung der persönlichen Verhaltenspläne unter Berücksichtigung der 3pw-Regel (Was-Wann-Wo-Wie-Plan) in Einheit vier
- Die Identifizierung der persönlichen Barrieren, die das Zielverhalten beeinflussen können und das Entwickeln geeigneter Gegenstrategien durch das Formulieren der persönlichen Barrieren und konkreter Lösungsvorschläge in der fünften Einheit (Fuchshuber, A., 2009, S. 73)

Das dritte übergeordnete Kursziel besteht darin, die physischen Gesundheitsressourcen der Teilnehmer zu stärken, damit diese in ihrem Alltag belastbarer sind. Dieses Ziel soll mithilfe der verschiedenen Kräftigungs-, Ausdauer- und Koordinationsübungen in den einzelnen Einheiten und dem Aufbau eines körperlich-aktiveren Lebensstils erreicht werden.

Die maximale Gruppengröße beträgt, wie der GKV-Spitzenverband es es im aktuellen Leitfaden Prävention vorsieht, 15 Personen (GKV-Spitzenverband, 2014, S. 45). Außerdem kann durch diese Gruppengröße einerseits der individuellen Kontakt zu jedem Teilnehmer gewährleistet werden, andererseits können aber auch Gruppengespräche und Diskussionen problemlos geführt werden.

4 Dokumentation und Evaluation des Kurskonzeptes

Tab 12: Kursevaluation (Eigene Darstellung)

Interventionsziel	Zielindikator	Erhebungsme-thode	Erhebungsinstru-ment	Messzeit-punkte (t)
Steigerung der körperlichen Aktivität auf mindestens 150 Minuten mit mittlerer Intensität pro Woche	Körperliche Aktivität in Minuten pro Woche	Selbstbeobachtung und Dokumentation der Teilnehmer	Bewegungstagebuch (The future starts today – der erste Schritt zu einem aktiven und gesunden Lebensstil)	T_0= Erster Tag nach der ersten Kurseinheit T_1= Letzte Kurseinheit nach 8 Wochen
Bei Hypertonikern der Stufe I oder II : **Blutdrucksenkung um 15mmHg systolisch und 10mmHg diastolisch** *Bei Teilnehmern mit hoch-normalem Blutdruck*: **Blutdrucksenkung um**	Absoluter Wert der Blutdruck-senkung	Biometrie	Handgelenk Blutdruckmessgerät (Panasonic DIAGNOSTEC® EW-BW10)	T_0= Erste Kurseinheit T_1= Letzte Kurseinheit nach 8 Wochen T_2= Nach 6 Monaten (privat

10mmHg systolisch und 5mmHg diastolisch				oder durch einen Arzt)
Bei Teilnehmern mit normalem Blutdruck: Senkung auf einen optimalen Blutdruck von <120mmHg/<80mm Hg				
Verbesserung der erreichten Punktzahl im sportmotorischen Test um mindestens einen Punkt	Absoluter Zahlenwert der Verbesserung des Testergebnisses	Test	Sportmotorischer Test zur Überprüfung des aktuellen Leistungszustandes der Teilnehmer in Bezug auf auf deren morotische Verfassung	$T_0=$ Erste Kurseinheit $T_1=$ Letzte Kurseinheit nach 8 Wochen

5   Literaturverzeichnis

Bundesministerium für Gesundheit (2015). *Ratgeber zur Prävention und Gesundheits-förderung.*

Bridle, C., Spanjers, K., Patel, S., Atherton, N.M. & Lamb, S.E. (2012). Effect of exercise on depression severity in older people: systematic review and meta-analysis of randomised controlles trials. *The British Journal of Psychiatry (201)*, 180-185. Zugriff am 06.04.2015.   Verfügbar   unter http://bjp.rcpsych.org/content/bjprcpsych/201/3/180.full.pdf

BZga (2015). *Prävention und Gesundheitsförderung in Deutschland.*

Fuchs, R. & Göhner, W. (2007). *Aufbau eines körperlich aktiven Lebensstils.* Göttingen: Hogrefe.

Fuchshuber, A. (2009). *Der Einfluss von Coaching auf die Sportaktivität. Konzeption, Vermittlung und Evaluation eines Coachings zur sportbezogenen Ziel- und Handlungs-regulation.*Erlangen: Digital Print Group.

GKV-Spitzenverband (2014). *Leitfaden Prävention* (7. Aufl.). Zugriff am 05.04.2015. Verfügbar   unter   http://www.gkv-spitzenverband.de/media/dokumente/presse/publikationen/Leitfaden_Praevention-2014_barrierefrei.pdf

GKV-Spitzenverband & Medizinischer Dienst des Spitzenverbandes Bund der Krankenkassen e.V. (2014). *Präventionsbericht 2014.* Zugriff am 08.04.2015. Verfügbar unter http://www.mds-ev.de/media/pdf/Praeventionsbericht_2014.pdf

Kempf, H. (2014). *Funktionelles Training mit Hand- und Kleingeräten.* Heidelberg: Springer.

Krug, S., Jordan, S., Mensik, G.B.M., Müters, S., Finger, J.D. & Lampert,T. (2013). Körperliche Aktivität. Ergebnisse der Studie zur Gesundheit Erwachsener in Deutschland (DEGS1). *Bundesgesundheitsblatt – Gesundheitsforschung – Gesundheitsschutz, 5/6*, S. 765-771. Zugriff am 05.04.2015. Verfügbar unter http://edoc.rki.de/oa/articles/repRtQDxaXz2/PDF/29NRTMbhpOAI.pdf

Wen,C.P., Pui Man Wai, J., Kuang Tsai, M., Chen Yang, Y., Cheng, T.Y., Lee, M.-C., Ting Chan, H., Keng Tsao, C., Pou Tsai, S. & Wu, X. (2011). Minimum amount of physical activity for reduced mortality and extended life expectancy: a prospective cohort study. *TheLancet*, S. 1-10. Zugriff am 06.04.2015. Verfügbar unter http://www.hivdent.org/_nutrition_/2011/PIIS01406736116074962.pdf

World Health Organization (2010). *Global Recommendations of Physical Activity for Health.* Zugriff am 05.04.2015. Verfügbar unter http://whqlibdoc.who.int/publications/2010/9789241599979_eng.pdf?ua=1

6   Abbildungs- und Tabellenverzeichnis

6.1   Abbildungsverzeichnis

6.2 Tabellenverzeichnis

Anhang

Anhang 1: Folie Nr. 1 „Zeitplan" (Eigene Darstellung)

The future starts today - der erste Schritt zu einem gesunden und aktiven Lebensstil

Zeitplan

1 UE
- Kennenlernen und Erfassen des derzeitigen Leistungsstandes der Teilnehmer

2 UE
- Daten und Fakten zum gesundheitlichen Risikofaktor „Bewegungsmangel" und verschiedene Kräftigungsübungen mit dem Gymnastikball

3 UE
- Gesundheitsziele und verschiedene Kräftigungsübungen mit dem Thera-Band

4 UE
- Verhaltenspläne und verschiedene Kräftigungsübungen auf der Matte

5 UE
- Barrieren und Barrieremanagement und Koordinationstraining

6 UE
- Bewegung nachhaltig in den Alltag integrieren und Ausdauertraining

7 UE
- Wiederholung der letzten Einheiten

8 UE
- Erfassen des derzeitigen Leistungsstandes der Teilnehmer und Abschluss der Maßnahme

Anhang 2: Bewegungstagebuch – „The future starts today" – der erste Schritt zu einem aktiven und gesunden Lebensstil (Eigene Darstellung)

The future starts today - der erste Schritt zu einem gesunden und aktiven Lebensstil

- Bewegungstagebuch -

Tag	Meine Aktivität Art der Bewegung (Spaziergang, Fahrrad, Schwimmen, etc.)	Belastung (empfundene Intensität)					Dauer (in Minuten)	Schritte (pro Tag)
		Sehr leicht	Leicht	Mittel	Schwer	Sehr schwer		
Montag								
Dienstag								
Mittwoch								
Donnerstag								
Freitag								
Samstag								
Sonntag								

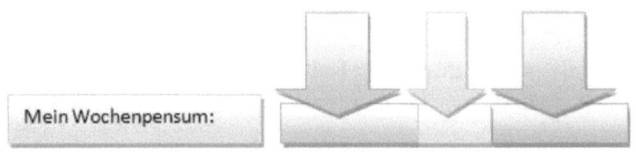

Mein Wochenpensum:

**Anhang 3: Handzettel Nr. 1 „Gesundheitsziele & Verhaltenspläne"
(Eigene Darstellung)**

The future starts today - der erste Schritt zu einem gesunden und aktiven Lebensstil

Gesundheitsziele & Verhaltenspläne

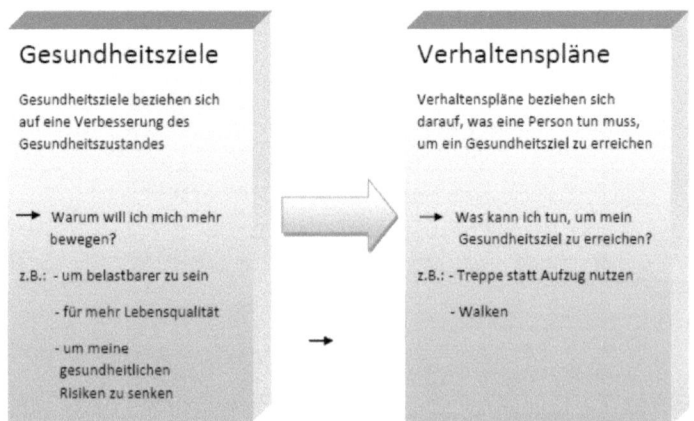

Gesundheitsziele

Gesundheitsziele beziehen sich
auf eine Verbesserung des
Gesundheitszustandes

→ Warum will ich mich mehr
  bewegen?

z.B.: - um belastbarer zu sein

   - für mehr Lebensqualität

   - um meine
   gesundheitlichen
   Risiken zu senken

Verhaltenspläne

Verhaltenspläne beziehen sich
darauf, was eine Person tun muss,
um ein Gesundheitsziel zu erreichen

→ Was kann ich tun, um mein
  Gesundheitsziel zu erreichen?

z.B.: - Treppe statt Aufzug nutzen

   - Walken

Formulieren Sie hier bitte Ihre drei persönlichen Gesundheitsziele:

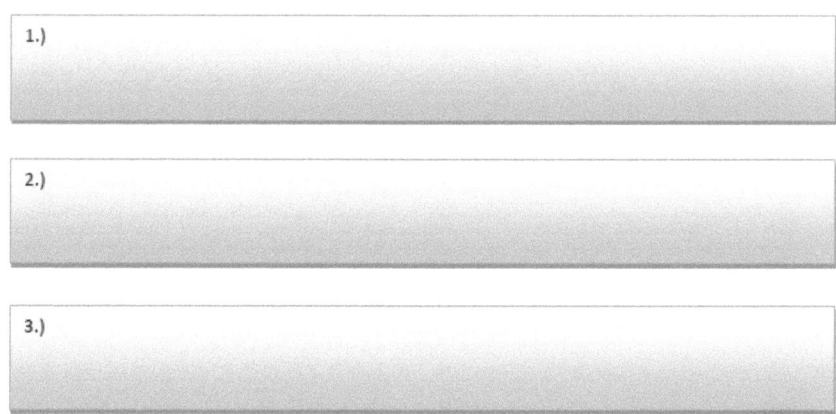

| 1.) |
| 2.) |
| 3.) |

Anhang 4: Handzettel Nr. 2 „3pw-Regel und Verhaltenspläne" (Eigene Darstellung)

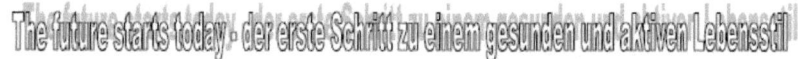

The future starts today - der erste Schritt zu einem gesunden und aktiven Lebensstil

3pw-Regel & persönliche Verhaltenspläne

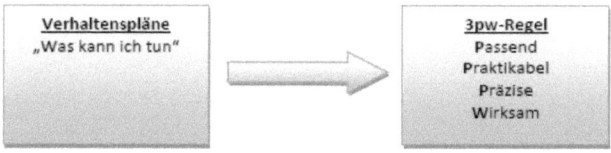

Verhaltenspläne	3pw-Regel
„Was kann ich tun"	Passend
	Praktikabel
	Präzise
	Wirksam

Erstellen Sie nun Ihre persönlichen Verhaltenspläne unter Berücksichtigung der 3pw-Regel.

Kräftigungsplan ⟹ Ich führe am Montag, Mittwoch und Freitag direkt nach der Arbeit (*wann*) alleine (*mit wem*) zu Hause (*wo*) Kräftigungsübungen (*was*) durch.

Ausdauerplan ⟹ Ich gehe am Donnerstagabend (*wann*) mit meiner Frau (*mit wem*) im Stadtpark (*wo*) eine halbe Stunde (*wie lange*) zum Walken (*was*) durch.

Alltagsplan ⟹ Ich werde jeden Morgen (*wann*) alleine (*mit wem*) mit dem Fahrrad (*was*) zur Arbeit (*wo*) fahren, anstatt das Auto zu nehmen.

Ihr persönlicher Verhaltensplan:

Kräftigungsplan ⟹

Ausdauerplan ⟹

Alltagsplan ⟹

Anhang 5: Handzettel Nr. 3 „Barrieren und Barrieremanagement"
(Eigene Darstellung)

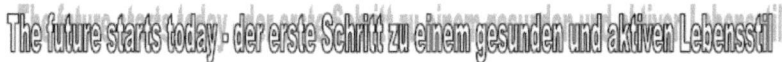

Barrieren & Barrieremanagement

Formulieren Sie bitte zu jeder Barriere einen passenden Lösungsvorschlag!

Was könnte Sie daran hindern, körperlich aktiv/er zu sein?	Wie würden Sie es schaffen, trotz der widrigen Umstände regelmäßig körperlich aktiv/er zu sein?
•	•
•	•
•	•
•	•
•	•
•	•
•	•
•	•

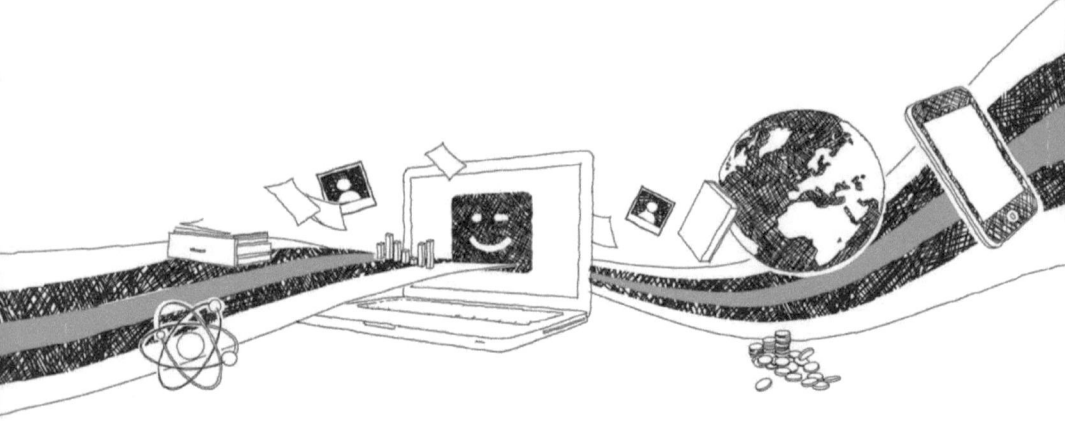
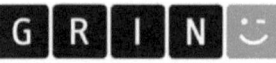